TRAITEMENT
ABORTIF
DE LA
SYPHILIS

(État actuel de la question)

par le Dr SCHOULL

Ex Médecin Chef de l'Hôpital civil français de Tunis
Lauréat de l'Académie de Médecine

PARIS
A. MALOINE, ÉDITEUR
25-27, RUE DE L'ÉCOLE-DE-MÉDECINE, 25-27

—

1911

TRAITEMENT ABORTIF DE LA SYPHILIS

(Etat actuel de la question)

par le Dr SCHOULL

Ex Médecin Chef de l'Hôpital civil français de Tunis
Lauréat de l'Académie de Médecine

PARIS

A. MALOINE, ÉDITEUR

25-27, RUE DE L'ÉCOLE-DE-MÉDECINE, 25-27

1911

Traitement Abortif de la Syphilis

HISTORIQUE

L'idée d'arrêter l'infection syphilitique dès son début n'est pas nouvelle. Beaucoup d'auteurs, tant à l'étranger qu'en France, l'ont essayé. Si le succès n'a pas couronné leurs efforts, c'est que les méthodes n'étaient pas bonnes, c'est que les expérimentateurs d'autrefois n'avaient pas encore les connaissances que nous ont permis d'acquérir les découvertes très importantes faites au cours de ces dernières années, notamment la découverte de l'agent pathogène de la syphilis, le tréponème pâle de Schaudinn et Hoffmann.

Bassereau, vers 1852, substitua aux idées unicistes qui régnaient alors les idées dualistes; il établit les différences du chancre induré et du chancre mou et montra que le premier était seul suivi de syphilis constitutionnelle. Pour lui, le chancre syphilitique est un accident local, la généralisation de l'infection ne vient qu'après; un traitement mercuriel précoce peut supprimer les accidents secondaires. Ricord, lui aussi, avait entrevu la possibilité d'arrêter l'infection syphilitique à ses débuts. « Mais, chose étrange et malheureuse, écrit-il, tandis que tout le monde est d'accord alors qu'il s'agit d'un poison tout autre que le virus syphilitique et qu'il n'est personne, par exemple, qui ne veuille arrêter sur place et à l'instant même le venin de la vipère, que les règles de l'art les plus formelles prescrivent d'attaquer sans retard, et avant les désordres généraux, la morsure d'un animal enragé, pour le chancre, si analogue sous tant de rapports dans son principe et ses conséquences, pour lui *qui laisse encore plus de temps pour agir*, des illusions faciles et malencontreuses, des théories absurdes et des raisonnements faux viennent, aidés de grands noms, jeter le doute et l'incertitude sur les moyens à lui opposer. » Autre part, RICORD n'avance-t-il pas cet axiome : « *A moins d'hérédité, il n'y a pas de vérole constitutionnelle d'emblée.* »

Les syphiligraphes qui suivirent, ROLLET et DIDAY, MAURICE KAPOSI, TAYLOR, AUSPITZ et UNNA, KOELLIKER essayèrent tour à tour d'arrêter l'infection syphilitique à son début. Malheureusement, tous ces auteurs n'employaient comme moyen abortif que la cautérisation ou l'excision du chancre, or, ce n'était là, nous le montrerons plus loin, qu'une demi-mesure. Les résultats heureux furent peu nombreux, et c'est pourquoi le Professeur FOURNIER fut amené à considérer l'excision du chancre comme inutile.

M. JULLIEN, plus récemment, en instituant de bonne heure un traitement intensif par le calomel affirme avoir stérilisé la syphilis dans quelques cas.

Nous devions signaler la tendance marquée qu'ont les syphiligraphes, depuis une dizaine d'années, à instituer le plus tôt possible un traitement intensif. Ces essais eurent pour conséquence d'affaiblir, dans la majorité des cas, l'infection syphilitique, de restreindre le nombre et la gravité des accidents, si bien qu'un assez grand nombre de médecins observent fréquemment des malades syphilitiques non douteux qui ne présentent pas de roséole, chez lesquels les accidents de la période secondaire sont réduits pour ainsi dire au minimum, quelques poussées de syphilides muqueuses et c'est tout; mais, notons ceci, chez tous les malades bien traités dès le début par le mercure et l'iodure de potassium, la réaction de Wassermann reste néanmoins positive dans environ 85 0/0 des cas, pendant les deux ou trois premières années : c'était déjà néanmoins un grand progrès.

De son côté, M. HALLOPEAU, convaincu « que le rôle principal dans l'évolution initiale de la syphilis appartient au chancre et au système lymphatique de la région où il se développe », pensa que, par un traitement local intensif, on pourrait peut-être détruire sur place les tréponèmes qui se multiplient dans le foyer chancreux et empêcher les parasites de se répandre dans tout l'organisme. M. HALLOPEAU employa d'abord, comme spécifique local, l'atoxyl (0 gr. 10), puis l'arsacétine (0 gr. 12). M. MONIZ DE ARAGAO (de Bahia) a employé de son côté ces deux substances avec succès dans 127 cas. Mais, pour éviter les accidents toxiques de l'atoxyl et de l'arsacétine, M. HALLOPEAU donna la préférence à l'*Hectine* de Mouneyrat, substance qui est beaucoup mieux tolérée par le fin tissu cellulaire sous-cutané du fourreau en même temps qu'inoffensive. M. Hallopeau pense, en pratiquant les injections locales d'*Hectine* « réaliser un traitement incomparablement plus actif que celui qui est pratiqué par la voie fessière ou la bouche; en effet, la proportion des 0 gr. 02 de benzoate de mercure, introduits dans les fesses, qui vient au contact des tréponèmes d'un chancre de la verge ou de la vulve, après avoir été mélangée à la totalité des tissus de l'organisme doit être en proportions qui varient, suivant le poids du sujet, de cinq à dix millionièmes de gramme, tandis que nos vingt centigrammes d'*Hectine* se localisent en partie sous le fourreau qui s'en trouve bientôt largement imprégné en même temps qu'ils pénètrent dans les fentes lymphatiques et gagnent ainsi les ganglions inguinaux et lombaires où ils peuvent poursuivre les tréponèmes pour n'arriver dans la veine cave supérieure qu'après ce trajet prolongé. On peut dire que la quantité de médicament ainsi introduite localement se trouve des milliers de fois plus grande que celle du même agent diffusé dans toutes les parties de l'organisme par la circulation générale. » (Hallopeau.)

THÉORIE DE LA MÉTHODE

« *A moins d'hérédité, il n'y a pas de vérole constitutionnelle d'emblée.* » Ce qu'écrivait Ricord en 1838 est toujours vrai; la clinique, l'expérimentation, la recherche de la réaction de Wassermann, nous en donnent la preuve chaque jour.

Après la contamination, c'est-à-dire l'introduction de tréponèmes dans les tissus d'un organisme non encore immunisé, ceux-ci se multiplient et s'éloignent du point d'inoculation. Ils suivent différentes voies : les uns s'infiltrent de proche en proche dans les interstices des tissus (Lang, Hallopeau), les autres (beaucoup plus nombreux) passent dans les vaisseaux lymphatiques. Emportés par la lymphe, les parasites arrivent au premier relai ganglionnaire et là sont momentanément arrêtés dans leur marche envahissante. Jusqu'à ce moment, tout prouve que la syphilis n'a produit que des réactions locales : *A une lésion locale répond une réaction locale.* L'organisme n'est encore immunisé que partiellement par les toxines tréponémiennes, la séroréaction de Wassermann est encore négative, les auto-inoculations, quand le chancre apparaît, faites en des régions éloignées de celui-ci, sont positives; ainsi sont expliqués les chancres successifs de sièges différents (GAUCHER, SABARÉANU).

Plus tard, quand les tréponèmes, toujours transportés par la voie lymphatique, sont arrivés dans la circulation sanguine avec leur dissémination, la syphilis constitutionnelle est définitivement réalisée; c'est alors qu'*à une infection généralisée répond une réaction générale* de l'organisme. La séroréaction est devenue positive, les autoinoculations deviennent impossibles, les troubles généraux apparaissent, bientôt suivis de l'éruption roséolique.

L'invasion de l'organisme par le tréponème comprend donc, en quelque sorte, trois étapes :

a) Introduction de tréponèmes, période de latence, puis de multiplication;

b) Passage dans le système lymphatique, arrêt aux différents relais ganglionnaires;

c) Passage dans la circulation sanguine, dissémination, colonisation dans les différents organes.

Il résulte de la connaissance de ces faits :

1° Que tout traitement abortif qui se propose d'agir sur le chancre, n'aura chance de réussir que s'il est appliqué, de façon précoce, avant ce passage des tréponèmes dans le sang circulant;

2° Que tout traitement abortif qui sera dirigé sur le chancre seul est fatalement destiné à ne pas réussir. Se contenter de la cautérisation ou de l'excision du chancre constitue une méthode incomplète et insuffisante. Par ces moyens, on détruit ou on enlève le foyer infectant principal, mais on laisse les tréponèmes qui ont déjà envahi les voies lymphatiques; c'est donc une demi-mesure.

Maintenant que nous avons, grâce à l'emploi de l'ultramicroscope, un procédé commode à la portée de tous les praticiens, qui nous permet de reconnaître d'une façon certaine et rapide la nature syphilitique d'un chancre au début, nous n'avons plus aucune raison d'en différer le traitement. Plus celui-ci sera précoce, plus grandes seront les chances de tuer la maladie dans l'œuf, d'éviter l'éclosion de milliers de parasites nouveaux et leur diffusion dans l'organisme.

Nous reproduisons ici le bel exposé que fait de la méthode abortive du Dʳ HALLOPEAU, M. le Dʳ GUIARD, dans un article, très documenté, extrêmement bien conçu, paru récemment dans les *Annales des Maladies vénériennes*, n° 2, février 1911 :

« L'idée maîtresse, neuve et originale de cette méthode,

c'est de diriger contre l'ennemi une attaque rapide, vigoureuse et directe, portant sur le territoire même par lequel il a pénétré et destinée à l'anéantir en totalité avant qu'il n'ait franchi l'étape initiale de sa marche envahissante pour se répandre dans l'organisme tout entier, avant que nos moyens de combat ne puissent plus l'atteindre que trop médiatement pour exercer des effets destructeurs décisifs et complets. A cette action locale, le Dr HALLOPEAU ajoute une action générale intensive, à la fois mercurielle et iodurée, dans le but de créer des conditions d'existence aussi défavorables que possible aux rares tréponèmes qui auraient pu se trouver assez loin du champ de bataille pour survivre aux premières hostilités. Mais ce serait une erreur de croire qu'une part égale revienne à l'une et à l'autre de ces actions dans le résultat définitif, c'est-à-dire l'avortement immédiat et absolu de la syphilis. Cet avortement, à mon avis, est essentiellement l'effet de l'action locale. L'action générale n'y contribue qu'à titre tout à fait secondaire, accessoire et plus ou moins discutable. Jusqu'à présent, elle représentait ce que nous avions de mieux pour lutter; c'était le *nec plus ultra* de notre thérapeutique, *nec plus ultra* d'ailleurs bien imparfait, puisqu'il n'était capable de procurer qu'une guérison apparente, momentanée, souvent incomplète, jamais définitive. Est-il indispensable, ainsi que le conseille le Dr HALLOPEAU, de l'associer au traitement local pour en assurer l'efficacité abortive? C'est ce qu'il m'est d'autant plus difficile d'admettre que ce traitement général, si énergiquement qu'on l'ait appliqué, même sous forme d'injections intra-musculaires de calomel, n'a jamais jusqu'à présent, à lui seul, permis de réaliser l'abortion. Sur ce point l'accord est unanime. D'autre part, je ferai observer que le Dr MONIZ, auquel nous devons 127 cas de cure abortive (méthode HALLOPEAU plus ou moins modifiée), tous suivis de succès, a eu recours uniquement aux injections locales d'atoxyl, d'arsacétine ou d'*Hectine*, à l'exclusion de toute médication générale mercurielle et iodurée. J'ajoute, enfin, que le Dr HALLOPEAU lui-même a renoncé dans ces derniers temps à l'usage de l'iodure sans que les résultats soient devenus moins bons. Il ne continue d'employer le mercure que pour accumuler toutes les chances de réussite. Encore ne semble-t-il pas éloigné d'admettre que tout traitement général soit superflu (Communication orale, 22 décembre 1910) ». C'est donc au traitement local, en d'autres termes aux injections d'*Hectine* dans la région du chancre ou dans son voisinage qu'est en réalité dévolu le rôle prépondérant et capital, celui qui mérite de beaucoup la première place, autant par sa nouveauté que par l'extrême importance des résultats poursuivis.

Il est permis toutefois de se demander si, en théorie tout au moins, la conception nouvelle du Dr HALLOPEAU est vraiment logique et se concilie avec nos données scientifiques actuelles au sujet du mode habituel de diffusion dans l'organisme du virus syphilitique. Je n'hésite pas à répondre par l'affirmative et à déclarer qu'elle me semble aussi rationnelle qu'ingénieuse et séduisante et, si quelque chose m'étonne, c'est qu'elle ait été si tardive et que, parmi tous les hommes éminents qui se sont consacrés jusqu'à ce jour à l'étude des maladies vénériennes, aucun n'ait eu la moindre intuition des progrès à réaliser dans cette voie.

On sait, en effet, et cette notion est loin d'être récente, que la syphilis n'infecte pas d'emblée toute l'économie et qu'elle procède par étapes successives, assez lentes et bien distinctes : Sur le singe, par exemple, si, comme l'a fait METCHNIKOFF, on inocule, à la pointe de l'oreille du virus de chancre induré humain et si, au bout de vingt-quatre heures, on pratique l'ablation de la partie de l'oreille inoculée, l'animal reste indemne. Mais si, deux mois après, on l'inocule de nouveau sur d'autres points tels que les arcades sourcilières, cette fois sans exérèse consécutive, on ne tarde pas à voir se former, après le délai ordinaire d'une incubation normale, des chancres typiques. Donc, le virus de la première inoculation était restée, au moins vingt-quatre heures, localisé à l'endroit même où il avait été inséré sans se répandre dans les régions voisines, puisque l'extirpation de la pointe de l'oreille avait suffi pour le supprimer en totalité. Il serait sans doute intéressant de savoir avec précision combien de temps mettent les tréponèmes à franchir une distance déterminée. L'expérimentation seule pourra nous renseigner à cet égard. Déjà METCHNIKOFF a tenté quelques essais, mais ses singes ont prématurément succombé; il se propose de recommencer bientôt.

En attendant, la clinique nous permet de recueillir, sur l'homme, quelques données d'une exactitude incontestable et dont l'interprétation ne saurait nous laisser indifférents. Elle nous apprend, en particulier, que les premiers symptômes locaux et généraux de la syphilis se succèdent toujours dans le même ordre chronologique, ce qui nécessairement doit être subordonné à des raisons spéciales qu'il nous importe au plus haut point de connaître. Ainsi l'apparition du chancre initial, au lieu d'être immédiate, se fait constamment attendre plusieurs semaines, en moyenne de vingt à vingt-cinq jours. Il s'agit là d'une première incubation, au cours de laquelle, rien, pas même la réaction de Wassermann, ne peut déceler ni la présence de l'agent pathogène, ni sa lente et silencieuse évolution sur place, dans le lieu même où il s'est primitivement fixé, avant qu'il arrive à constituer la lésion première, le chancre infectant. Jusquelà, il se cantonne strictement dans un étroit espace; la maladie qu'il va bientôt engendrer n'a pas encore envahi l'organisme; elle n'est que locale et non pas constitutionnelle. Plus tard, le chancre une fois créé, il s'écoule de nouveau un temps assez long, ordinairement six semaines, avant que la généralisation du processus infectieux ne se manifeste par les accidents secondaires : roséole, plaques muqueuses, syphilides cutanées, etc. C'est une seconde incubation pendant laquelle peu à peu les tréponèmes, ayant fait un chancre de leur foyer primitif, ne s'y tiennent plus renfermés comme auparavant, mais rayonnent en suivant les vaisseaux ou lacunes lymphatiques vers les ganglions correspondants. Cette migration ne tarde pas à se traduire par l'adénopathie caractéristique. A ce moment, l'infection est encore circonscrite à une région anatomique bien limitée; ce n'est guère que vers la fin de la seconde période d'incubation qu'elle envahira toute la masse sanguine, et se répandra dans l'économie tout entière.

Voilà donc un virus qui se diffuse avec une singulière lenteur. Il commence par sommeiller vingt-cinq jours durant dans le lieu même où il a été déposé, sans en sortir, sans manifester sa présence par le moindre indice. Au bout de vingt-quatre heures, si l'on excise l'étroite région qu'il occupe, on l'enlève en totalité; peut-être cette localisation exclusive se prolonge-t-elle pendant toute la durée de la première incubation. Enfin, il crée le chancre dit infectant. Dès lors, il émigre de ce foyer, il excursionne aux alentours, il s'avance peu à peu, sans se presser, vers les ganglions lymphatiques régionaux. Aussi comprend-on facilement que l'exérèse du chancre, si large et si hâtive qu'elle soit, ne puisse en général supprimer qu'une partie des microbes pathogènes et soit insuffisante pour assurer l'abortion de la maladie. Ceux qui restent vont continuer l'œuvre commencée. Mais cependant ils n'occupent encore qu'une région très circonscrite; ils ne dépassent pas les premiers ganglions lymphatiques où ils subissent un temps d'arrêt. C'est l'étape ganglionnaire de l'infection. La suivante, celle qui sera définitive et complétera l'invasion de l'organisme, ne commencera vraisemblablement que dans les huit ou dix derniers jours de la seconde incubation.

Il n'est donc pas déraisonnable de penser que les tréponèmes soient, jusque-là, plus ou moins facilement accessibles à nos moyens d'action, surtout si nous adoptons pour les poursuivre les mêmes voies qu'ils sont obligés de parcourir depuis la brèche minuscule par laquelle ils sont entrés jusqu'aux postes ganglionnaires où ils s'arrêteront quelque temps avant de se répandre dans le grand torrent circulatoire. Or, toute solution microbicide que l'on injecte dans la zone primitivement envahie, soit immédiatement au-dessous du chancre, soit dans son voisinage, soit même dans un point quelconque du tissu cellulaire sous-cutané de la verge, se résorbe en suivant précisément les mêmes conduits que viennent de traverser les tréponèmes et elle exerce sur eux une action d'autant plus puissante qu'elle est plus directe et que la dose employée, même faible afin d'être à coup sûr inoffensive, représente, pour la région limitée qu'elle imprègne tout d'abord, une dose infiniment plus forte et plus active, des milliers de fois plus, que celle qui résultera par la suite de sa dilution dans toute la masse sanguine (HALLOPEAU). Aussi n'y a-t-il pas lieu d'être surpris que les effets curatifs soient incomparablement supérieurs à ceux que l'on obtenait avec les anciennes méthodes.

Malheureusement, injectés dans le tissu cellulaire si délicat du fourreau, la plupart des médicaments tréponèmicides provoquent une irritation telle qu'il est impossible de les utiliser. Ainsi, par exemple, le bibromure d'hydrargyre, auquel le Dr HALLOPEAU a essayé une fois de recourir et l'arquéritol, dérivé argentique de l'huile grise qui serait, d'après M. DEGUY, remarquablement bien toléré par les muscles fessiers, ont produit une réaction inflammatoire violente, extrêmement douloureuse et une tuméfaction dure, fusiforme, considérable, qui a persisté indéfiniment. L'atoxyl (0 gr. 10) et l'arsacétine (0 gr. 12), dont se servait au début le Dr HALLOPEAU, ont été, au contraire, assez bien supportés, et c'est avec ces préparations, sans leur associer d'ailleurs aucun traitement général mercuriel ou ioduré, que le Dr MONIZ DE ARAGAO a soigné ses 127 premiers malades. Mais l'*Hectine*, même à la dose quotidienne de 0 gr. 20 et pendant trente jours de suite, comporte encore beaucoup moins d'inconvénients, soit locaux (douleurs, gonflement inflammatoire), soit généraux (troubles visuels en particulier).

Un tel plan de campagne consistant à fondre impétueusement, dès la première heure et par le plus court chemin, sur l'ennemi, à lui livrer bataille sur le terrain même dont il a tout d'abord pris possession, à concentrer sur lui, pendant un mois sans interruption, toutes les forces dont nous pouvons disposer pour le combattre, appliqué à la cure abortive de la syphilis, nous ouvre assurément des horizons tout nouveaux naguère insoupçonnés et nous autorise à espérer que l'impossible est enfin sur le point d'être réalisé. Au Dr HALLOPEAU revient l'immense mérite et le grand honneur de l'avoir conçu le premier et d'en avoir magistralement tracé les lignes essentielles. Il serait cependant injuste d'oublier qu'avant lui le Professeur BOUCHARD avait eu déjà l'intuition des précieuses ressources que pouvait nous réserver la thérapeutique locale : « Si, disait-il au « Congrès du Caire de 1902, dans sa très intéressante « communication intitulée : *Un essai de thérapeutique* « *locale*, si, dans les maladies générales qui se localisent, « une médication générale exerce une action spécifique « curative, on pourrait limiter l'administration du remède « exclusivement au tissu qui est atteint; on pourrait tenter « le traitement en injectant dans le lieu affecté le médica- « ment qui se montre efficace quand on le répand dans « toute l'économie ».

En cas de rhumatisme, par exemple, si, en administrant 6 grammes par jour de salicylate de soude à un homme du poids de 60 kilos, on fait disparaître ses arthrites, en réalité on a fait pénétrer 0 gr. 10 du médicament dans chaque kilo sain ou malade de son corps et, si les parties molles d'une jointure qui sont le siège du travail morbide pèsent 100 grammes, c'est à une dose d'un centigramme qu'est due la guérison de cette lésion locale.

Quoi qu'il en soit, il résulte, je crois, de tout ce qui précède que l'*Hectine*, préparation arsenicale, est vraiment douée, contre les accidents de la syphilis constitutionnelle plus ou moins ancienne, de propriétés curatives dont la puissance, égale sinon supérieure à celle du mercure et de l'iodure, est, dès maintenant, prouvée par des faits assez nombreux et au-dessus de toute contestation. Bien plus, outre cette action générale, elle posséderait une action locale plus précieuse encore puisque, employée en temps opportun, elle serait capable d'anéantir sur place la totalité des germes virulents et de supprimer radicalement l'infection naissante. »

TECHNIQUE (1)

La technique des injections locales d'*Hectine* est très simple et à la portée de tous les médecins.

La peau de la face externe du prépuce comme la muqueuse de sa face interne étant très minces, il y a avantage à employer une aiguille fine et courte. Pour les

---

(1) Voir figure.

injections qui doivent être faites sous la peau du prépuce,
ou de la racine de la verge, il faut faire précéder l'injection d'un nettoyage avec un tampon imbibé d'éther. Quand
l'injection doit être faite sous la muqueuse du prépuce, on
nettoie la région avec un tampon imbibé d'eau bouillie.

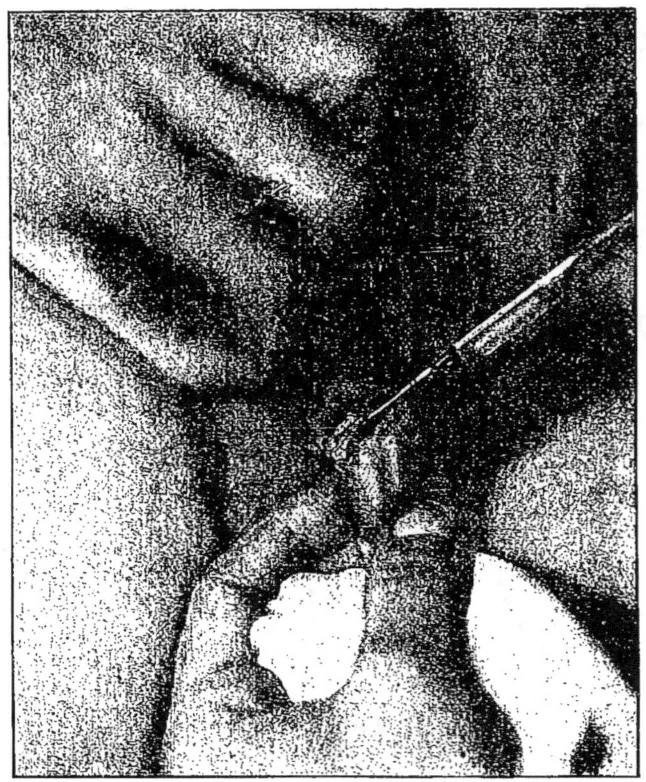

Pour pratiquer l'injection, on emplit la seringue avec
le contenu d'une ampoule d'*Hectine* (B) à 0 gr. 20, et on
chasse avec soin l'air qui pourrait rester dans la seringue.
On tend ou on plisse la peau ou la muqueuse à l'endroit où
doit être faite l'injection et on enfonce l'aiguille superfi-
ciellement, parallèlement aux téguments. Les premières
injections doivent être faites sous le chancre, afin que le
liquide injecté le sépare en quelque sorte des tissus sous-
jacents. A mesure que le liquide pénètre, on voit un soulè-

vement des tissus superficiels qui atteint le volume d'une noisette environ. Lorsque tout le liquide a pénétré, on retire lentement l'aiguille; de cette façon, il ne s'écoule aucune goutte du liquide injecté. Il est inutile de rien mettre ensuite à l'endroit de la piqûre. Cependant, par excès de prudence, on peut en recouvrir l'orifice d'un petit tampon d'ouate maintenu à l'aide de collodion élastique.

Le soulèvement des tissus dû à la masse liquide injectée disparaît dans les vingt-quatre heures qui suivent; il est à peu près complètement disparu le lendemain au moment de la piqûre suivante. Les quatre premières injections doivent être faites aux quatre points cardinaux du chancre, les suivantes seront faites sous la peau de la verge en remontant de jour en jour vers la racine de l'organe. Il est bon toutefois de revenir tous les quatre ou cinq jours faire une ou deux injections sous le chancre.

Cette technique concerne les chancres du prépuce et du sillon balano-préputial. Pour les chancres du gland, du méat, les injections doivent être faites dans la peau du fourreau. Même faites à distance du chancre, ces injections ont donné de bons résultats entre les mains du Dr Hallopeau. Tous les chancres, où qu'ils siègent sont susceptibles d'être traités de cette façon, exception faite toutefois des chancres de la bouche, du vagin et du rectum.

Entre les injections, le malade enduira la surface du chancre d'une pommade à l'*Hectine* à 10 0/0 ou au calomel à 10 0/0.

Le plus souvent, l'injection n'est pas très douloureuse; dans quelques cas, assez vive au moment même de la piqûre, la douleur cesse quatre à cinq minutes après l'injection. Les seuls troubles qui ont été observés sont un agacement particulier à la chaleur du lit avec sensibilité désagréable dans les régions garnies de poils, au pubis, par exemple. Cet agacement est quelquefois assez marqué pour gêner le sommeil.

Si, par exception, les douleurs sont intenses, on les calme par l'application de compresses imprégnées d'eau froide ou par des bains froids locaux.

Pour obtenir l'abortion de la syphilis, il ne faut pas l'espérer par la méthode que nous venons de décrire pour les chancres qui datent de plus de trente jours. Plus le traitement est institué de bonne heure, plus l'abortion est naturellement facile à obtenir.

Le nombre des injections locales d'*Hectine* est de 30, une par jour. Chaque injection doit être d'un centimètre cube d'une solution d'*Hectine* à 0 gr. 20 par centimètre cube. (*Hectine* Ampoules *B*.)

Au début en même temps, à chaque séance, le Dr Hallopeau fait en plus de l'injection locale d'*Hectine*, une
injection intra-fessière, de 0 gr. 02 de benzoate de mercure; au lieu de benzoate de mercure, quelques médecins,
en même temps que les injections locales d'*Hectine*, pra-
tiquent une fois par semaine, pendant trois semaines, dans
la région fessière, une injection d'huile grise; si l'on ne
veut pas faire d'injections mercurielles, on peut donner
par la bouche des pilules de sublimé (formule du Pr Gaucher).

Lorsque les trente injections locales d'*Hectine* sont faites,
on cesse tout traitement. Un mois après, il est utile de pratiquer une réaction de Wassermann, laquelle sera refaite
tous les six mois pendant deux années. Le plus souvent,
dès la première recherche, le séro-diagnostic est négatif
et il se maintient tel, malgré l'absence de tout traitement.
Dans quelques cas, la première recherche donne un résultat positif, celui-ci devient négatif par la suite. Or, on sait
que dans la période secondaire, avec ou sans accidents, le
séro-diagnostic a été noté positif dans environ 80 à 85 0/0
des cas, malgré le traitement mercuriel ordinaire.

Que se passe-t-il localement pendant le traitement
abortif? Le plus souvent, le chancre se répare, se cicatrise rapidement dans un délai de *six à douze jours*. L'induration diminue progressivement, certainement plus vite
qu'avec le traitement mercuriel ordinaire. Il en est de
même des ganglions qui, pendant le traitement, cessent
d'être sensibles quand ils l'étaient et diminuent assez rapidement. *Dans aucun cas, ni le D^r* Hallopeau, *ni les médecins qui ont suivi sa technique n'ont observé d'accidents*
(*roséole, plaques muqueuses, etc.*), *malgré des examens
fréquemment répétés*. Le séro-diagnostic reste presque
toujours négatif, bien que les malades ne subissent plus
aucun traitement.

ACTION TRÉPONÉMICIDE DE L'HECTINE
INFLUENCE SUR LA RÉACTION DE WASSERMANN

M. le Dr Fouquet (*Bull. de la Société de Dermatologie*,
n° 4, 1910, p. 104) a recherché à plusieurs reprises si l'*Hectine* avait une action directe sur le tréponème pâle. Pour
cela, il a prélevé la sérosité de chancres indurés riches en
tréponèmes, il l'a délayé dans une goutte d'*Hectine* (solution aqueuse à 10 0/0) et il l'a examiné à l'ultramicros-

cope. En l'espace d'une dizaine de minutes, les tréponèmes perdent leurs mouvements. L'*Hectine* possède donc une action parasiticide nette vis-à-vis du tréponème pâle. Cette action destructive du tréponème est bien due à l'*Hectine* elle-même, parce que ce corps n'exerce aucune action coagulante sur les albumines et sa réaction est neutre.

L'action de l'*Hectine* sur la réaction de Wassermann est incontestable. On verra, en effet, en lisant les observations relatives au traitement abortif de la syphilis, où cette réaction a été étudiée systématiquement, qu'elle devient, sous l'influence de ce nouveau corps, négative au bout de un mois et demi à trois mois à partir du début du traitement.

OBSERVATIONS

Afin de montrer la marche des résultats, nous reproduisons ici quelques observations (1) :

Observation de M. le Dr Hallopeau.

Homme de 23 ans, vient consulter le 13 novembre 1909, pour un chancre induré typique qui a débuté *dix jours* auparavant; il fait remonter au 28 septembre le coït infectant. Le jour même, injection sous-chancreuse de 0 gr. 12 d'arsacétine ; cette injection est renouvelée les jours suivants. A partir du 16, l'arsacétine est remplacée par l'*Hectine* à la dose quotidienne de 0 gr. 20. Dès le 19, diminution très notable du volume du chancre et du ganglion satellite; le 27, il n'y a plus trace d'induration chancreuse. A partir du 3 décembre, les injections fessières de benzoate d'Hg sont remplacées par des frictions mercurielles; l'iodure de potassium est continuée à la dose d'un gramme par jour; les injections quotidiennes d'*Hectine* sont continuées jusqu'au 18 décembre. A partir de cette date jusqu'au 1er janvier, injection de 0 gr. 20 d'*Hectine* tous les trois ou quatre jours. Il n'y a pas eu trace d'accidents secondaires. Tout traitement est alors suspendu; la recherche de la réaction de Wassermann donne des résultats négatifs. Actuellement, sept mois après le début du chancre, la guérison se maintient intégralement.

Observation de M. le Dr Hallopeau.

Homme atteint d'un chancre induré du gland, dont le début remonte au 28 février dernier. Engorgement ganglionnaire inguinal, examen ultramicroscopique (Dr Fouquet) positif. A partir du 19 mars, les injections de 0 gr. 20 d'*Hectine* sont renouvelées régulièrement pendant vingt-cinq jours ; cinq autres in-

---

(1) Les observations de M. le Dr HALLOPEAU sont en grande partie extraites du *Bulletin de l'Académie de Médecine 1910 et 1911*.

jections sont faites ensuite tous les deux jours ; concurremment, vingt injections intra-fessières de benzoate d'Hg sont pratiquées et le malade prend quotidiennement un gramme d'iodure de potassium; dès le dixième jour du traitement, le chancre s'est cicatrisé. Aucun accident secondaire ne s'est manifesté, malgré l'absence de toute médication ultérieure. Réaction de Wassermann, plusieurs fois négative.

Observation de M. le Dr Hallopeau.

Homme de 24 ans. Chancre induré du prépuce ayant débuté le 22 juin. Induration manifeste et engorgement ganglionnaire inguinal gauche. Traitement abortif commencé le 20 juillet, comprenant trente injections de 0 gr. 20 d'*Hectine* et vingt injections de 0 gr. 02 de benzoate de mercure. Applications locales d'arsacétine à 10 0/0. Le 15 janvier 1911, le malade est à son 207e jour et n'a présenté aucun accident.

Observation de M. le Dr Hallopeau.

Homme de 28 ans présente, le 3 mai 1910, un chancre induré du prépuce. Diagnostic ultramicroscopique positif le 2 juin (Dr Fouquet). Reçoit le même traitement que précédemment. Le 12 août, Wassermann négatif. Depuis huit mois n'a pas d'accident.

Observation de M. le Dr Hallopeau.

Jeune homme de 20 ans, le 1er juin, chancre induré avec adénopathie. Le 25 juin, début du traitement. On fait cinq injections supplémentaires d'*Hectine*.
Le 12 août, Wassermann négatif.
Etait, le 15 janvier 1911, à son 228e jour, sans avoir présenté aucun accident.

Observation de M. le Dr Hallopeau.

Homme de 25 ans, présente le 20 juin, deux chancres, puis un troisième quelques jours après, siégeant dans la région du frein et le sillon balano-préputial. Examen ultramicroscopique positif le 4 juillet. Trente jours de traitement. Le 22 août, Wassermann négatif.

Observation de M. le Dr Hallopeau.

Homme de 30 ans, chancre de la face interne du fourreau. Le 18 juillet, diagnostic ultramicroscopique positif. La réaction de Wassermann (Dr Salmon) est positive. Est, le 15 janvier 1911, à son 195e jour sans accident.

Observation de M. le Dr Hallopeau.

Homme de 27 ans. Deux chancres indurés du frein et du prépuce, le 15 juillet. Examen ultramicroscopique positif (Dr Hallion). Traitement d'un mois. Est, le 15 janvier 1911, à son 186e jour. Sans accident.

Observation de M. le Dr Hallopeau.

Homme de 46 ans. Chancre du prépuce, le 29 juillet. Diagnostic ultramicroscopique positif le 2 août (Dr Fouquet). Même traitement, même résultat. Au 15 janvier, est à son 170e jour, sans accident.

Observation de M. le Dr A. C...

J'ai employé l'*Hectine* associée au benzoate d'Hg pour le traitement intensif de la *syphilis* au début suivant les indications du Dr Hallopeau. Il n'y a eu, après plusieurs mois, ni roséole ni accidents secondaires; néanmoins, je crois devoir attendre au moins un an après l'accident primitif et la réaction de Wassermann, négative à cette date chez les malades en question pour prononcer le mot de guérison.

Observation de M. le Dr Doniol.

J'ai utilisé l'*Hectine* chez deux malades. Chez le premier, atteint d'*accidents secondaires*, l'usage de la solution d'*Hectine* a suffi pour faire disparaître ces accidents au bout de peu de jours, et depuis deux mois et demi, ce malade n'a pas eu de nouvel accident.

Mais ce que je trouve très intéressant et surtout très utile, c'est la propriété abortive de ce médicament sur la syphilis au début. J'ai traité ainsi un malade, selon la méthode du Professeur Hallopeau. Le 18 juillet, sept jours après le début d'un chancre du prépuce, j'ai commencé des injections dans le chancre d'abord, puis sur le trajet des lymphatiques de la verge, et enfin au niveau des ganglions inguinaux. J'injectais tous les deux jours 0 gr. 20 d'Hectine dans la région chancreuse, et 0 gr. 02 de benzoate de mercure dans la fesse, et ce pendant un mois. Le chancre a rapidement changé de caractères, et au bout de vingt jours de traitement, il était cicatrisé.

Après un repos d'un mois, le malade a été soumis à une deuxième cure : vingt injections intra-musculaires d'*Hectine* et de 0 gr. 02 de benzoate, en laissant un jour de repos après chaque injection.

Aucun accident secondaire ne s'est produit, et pourtant cette cure date de quatre mois. Etant donné les faits déjà connus, je crois devoir considérer ce malade comme guéri. J'ai donc arrêté là le traitement et me borne à surveiller soigneusement le sujet.

J'estime le résultat remarquable. Aussi, je me propose d'employer dorénavant l'*Hectine* dans tous les cas que j'aurai.

Observation de M. le Dr Victor Fonvieille.

J'ai employé la méthode abortive préconisée par le Professeur Hallopeau. Il s'agissait d'un homme de 23 ans, porteur d'un volumineux *chancre du prépuce* avec œdème énorme et s'accompagnant d'une adénopathie considérable de la région inguinale droite. Le début de l'accident remontait à *vingt-cinq jours*. Malgré l'œdème préputial et l'induration énorme, je me décidai à faire des injections locales d'*Hectine B*. Le traitement est commencé le 5 septembre, le jour même de la constatation du chancre : injection quotidienne locale d'*Hectine B*, injection quotidienne intra-fessière de benzoate d'Hg, et iodure de K à l'intérieur. A la quatrième injection locale, l'œdème préputial prenant une proportion inquiétante, nous pratiquons un débridement aux ciseaux du prépuce sur la région dorsale, nous mettons à nu le chancre et malgré l'induration considérable, nous constatons que le chancre est en très bonne voie de cicatrisation. Malgré cette petite intervention, nous continuons le traitement

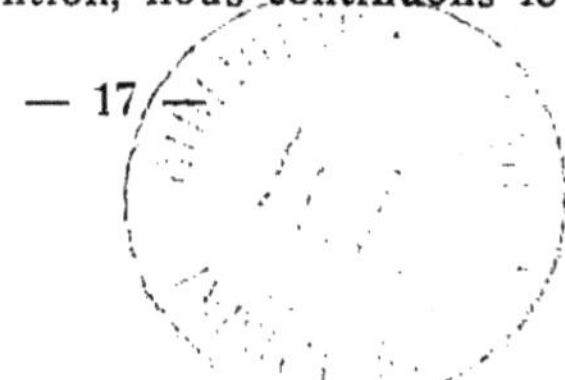

— 17 —

local. A la dixième injection, le chancre est absolument cicatrisé. Il persiste seulement un peu d'induration et de l'œdème préputial. L'adénopathie inguinale est en voie de régression. Le traitement local est continué pendant vingt jours, et le traitement général pendant quarante. A l'heure actuelle, 30 octobre, il n'y a pas trace d'accidents secondaires, et le chancre n'est plus représenté que par un petit noyau induré.

Cette observation me semble intéressante à relater, parce que, en dix jours, un chancre volumineux a été cicatrisé et parce que, malgré l'application tardive du traitement (vingt-cinq jours après l'apparition du chancre) les accidents secondaires ne se sont pas encore produits, étant donnée l'intensité de l'accident initial.

Observation de M. le D^r Ch. Fouquet.

Homme de 28 ans. Chancre induré du sillon balano-préputial, diagnostiqué à l'ultramicroscope le deuxième jour après son apparition. Quinze injections d'*Hectine* à 0 gr. 20; trois séries de quinze injections de 0 gr. 02 de benzoate d'Hg avec quinze jours de repos entre deux séries.

Sero-réaction janvier 1910, négatif. Nouveau Wassermann négatif en mars 1910.

Ce malade, que je vois très fréquemment était, le 15 janvier 1911, à son 445e jour et n'a jamais présenté aucun accident.

Observation de M. le D^r Ch. Fouquet.

Jeune homme de 26 ans. En avril 1910, chancre induré de cinq jours, du sillon balano-préputial. Diagnostic ultramicroscopique. Reçoit quinze injections d'*Hectine* à 0 gr. 20 et trois séries de quinze injections de benzoate d'hydrargyre à 0 gr. 02. Wassermann négatifs fin mai et juillet.

Au 15 janvier 1911 est à son 257e jour, sans accident.

Observation de M. le D^r Ch. Fouquet.

Homme de 33 ans. Chancre du sillon datant de huit jours, le 22 novembre 1910. Examen ultramicroscopique positif. Reçoit trente injections locales de 0 gr. 20 d'*Hectine* et trente injections de 2 gr. 02 de benzoate d'Hg. Traitement terminé le 23 décembre 1910.

Observation de M. le Dr Barrieu.

F..., 22 ans et demi, rapport suspect 31 octobre 1909; 30 novembre, chancre en couronne du sillon balano-préputial. Il vient consulter au dixième jour de son chancre. Celui-ci, typique d'aspect, contient des tréponèmes à l'ultra-microscope; un ganglion un peu gros et sensible dans l'aine droite. On commence de suite le traitement. Le 20 décembre, après douze injections d'*Hectine* et six de benzoate de Hg, le chancre est complètement cicatrisé. Le 17 janvier 1910, après un repos, on fait un Wassermann qui est négatif. Le 28 février (91e jour), après un nouveau repos, un deuxième Wassermann est encore négatif. Du 23 avril au 11 mai (176e jour), aucun accident ne s'est montré. On considère le malade comme guéri.

Observation de M. le Dr Barrieu.

M. X..., négociant, 32 ans, se présente à moi, le 11 janvier 1910, uniquement pour une grosseur dans l'aine qu'il prenait pour une hernie. Cette grosseur n'était qu'une adénite consécutive à une plaie très petite siégeant dans le sillon balano-préputial. L'ultra-microscope décèle nettement la nature spécifique de la maladie. J'arrive facilement à faire comprendre au malade tout le bénéfice qu'il peut retirer d'un traitement abortif immédiat. Du 12 janvier au 22 février, je fis tous les jours une injection d'*Hectine* sous la base d'implantation du chancre d'abord, tout autour du fourreau de la verge ensuite. A ces injections sous-cutanées, je fis concurremment tous les deux jours une injection intra-musculaire dans la région fessière de benzoate d'Hg. Le chancre disparut complètement le 25 janvier. Au commencement, un Wassermann fut parfaitement négatif. Le ganglion inguinal persistait, avait un peu diminué, était complètement indolore, mais présentait encore un certain volume. Le 1er avril, je refis toute la cure, limitant mes injections d'*Hectine* au fourreau de la verge et au trajet des lymphatiques aboutissant au pli de l'aine. Au mois d'août, le Wassermann est négatif. Mon malade n'a eu aucun accident, le ganglion inguinal est à peine perceptible à la palpation ; je considère le malade comme guéri.

Observation de M. le Dr P. Petit.

Homme de 24 ans 1/2. Chancre du sillon balano-préputial, induré aux ganglions. Le traitement est commencé le 22 octobre, c'est-à-dire au seizième jour et consiste en trente-deux injections de 0 gr. 02 de benzoate et vingt injections d'*Hectine* à 0 gr. 20. Le 29 novembre, réaction de Wassermann négative.

Le 15 janvier 1911 est à son 101e jour sans avoir présenté aucun accident.

Observation de M. le Dr Guiard.

Chancres infectants génitaux au 13e jour. Traitement abortif d'après la méthode du Dr Hallopeau, du 13 juin 1910 au 13 juillet; à l'heure actuelle, aucune manifestation secondaire. (Annales des Maladies vénériennes, 2 février 1911.)

M. D..., 34 ans, se présente à moi le 12 juin 1910, pour des ulcérations balano-préputiales, au nombre de deux, siégeant l'une sur le frein, l'autre à cheval sur la rainure balano-préputiale et datant du 30 mai. Elles sont rouges, unies, luisantes ; leurs bords sont réguliers, non taillés à pic; leur base est nettement indurée ce sont des chancres infectants caractéristiques. Je sens dans l'aine droite un ganglion augmenté de volume, roulant sous le doigt, peu douloureux.

Je n'hésite pas à déclarer au malade quelle est la véritable nature de ces lésions. Je lui montre le parallèle de ses perspectives d'avenir suivant qu'il adoptera l'ancien traitement classique ou la nouvelle méthode abortive du Dr Hallopeau. Dans le premier cas, soins presque ininterrompus et plus ou moins ennuyeux pendant quatre ou cinq ans, n'assurant que des garanties relatives contre l'imminence d'accidents variés, laissant le malade pour toute sa vie sous le coup d'une épée de Damoclès, et ne lui permettant pas de songer à se marier avant plusieurs années; dans le second, cure d'un mois, assujettissante et pénible sans doute, mais avec l'espoir sérieux d'une guérison immédiate, radicale et définitive.

M. D... se décide sur-le-champ pour la tentative d'abortion.
Je ne consens toutefois à l'entreprendre qu'après consultation
du Dr Hallopeau. Celui-ci confirme mon diagnostic et approuve
chaleureusement la détermination du malade. Il conseille néanmoins, pour ne laisser place ultérieurement à aucune objection,
de procéder à la recherche des tréponèmes. Pratiquée le jour
même par le Dr Fouquet, elle reste négative, sans donte parce
que, depuis plusieurs jours, les ulcérations ont été saupoudrées
matin et soir de calomel. Mais leurs caractères cliniques sont si
nets que le Dr Fouquet ne peut admettre le moindre doute au
sujet de leur nature syphilitique.

Le traitement est donc institué depuis le 13 juin jusqu'au
13 juillet : injections d'*Hectine* de 0 gr. 20, trente jours de
suite, sous les chancres ou dans un point quelconque du tissu
cellulaire sous-cutané de la verge ; pendant ces trente jours,
administration interne d'iodure de potassium à la dose quotidienne de 2 à 3 grammes ; en outre, les vingt premiers jours,
injections sous-cutanées, dans l'une des régions fessières, de
benzoate de mercure, 0 gr. 02 ; pansement des chancres matin
et soir jusqu'à leur complète cicatrisation, avec une pommade
à l'arsacétine 1 gramme, pour lanoline 10 grammes ; enfin, bros-
sage plusieurs fois par jour des gencives et des dents avec un
savon dentifrice au laurénol.

Les injections de benzoate ont d'abord été fort bien supportées, ne déterminant qu'un endolorissement très faible et de
courte durée, comparable à celui qui résulte d'un léger trauma-
tisme. Plus tard, du 10 au 15e jour, elles ont produit, dans la
fesse gauche, une irritation assez intense du tissu cellulaire
sous-cutané, d'apparence phlegmoneuse, mais presque indolore.
La résolution se fit spontanément en cinq ou six jours.

Quant aux injections d'*Hectine*, elles furent pratiquées, au
début, sous les chancres, puis autour d'eux et le plus près possible, ensuite en un point quelconque du fourreau. Elles provo-
quaient en général une cuisson immédiate plus ou moins vive,
dont la durée ne dépassait guère huit à dix minutes. Mais, au
bout de trois ou quatre heures, une autre douleur spéciale,
toute différente, rappelant plutôt celle des névralgies que celle
des inflammations, commençait à se manifester et continuait
quatre, cinq et six heures. Momentanément calmée par des applications d'eau froide, elle ne tardait pas à reparaître de plus
en plus forte et rendant tout sommeil impossible. Le trional
et l'aspirine, à doses moyennes, ont paru n'avoir aucune efficacité. Quelquefois l'injection, lorsque j'avais eu soin de la faire
exactement au même point que la veille, n'a été suivie d'aucune
souffrance, comme si la précédente avait produit un certain
degré d'anesthésie locale, mais d'autres fois, malgré cette précaution, la douleur consécutive a été très pénible et très longue.

Outre ces phénomènes douloureux, les injections d'*Hectine*
ont provoqué sur place une irritation qui se traduisait rapidement par la formation dans le tissu cellulaire de noyaux épais-
sis indurés, de 2 à 3 cm. d'étendue, plus ou moins nettement
circonscrits, avec ou sans rougeur de la peau, noyaux auxquels
s'ajoutait bientôt un œdème périphérique très accusé. Chaque
injection déterminant des effets semblables, le gonflement n'a
pas tardé à s'étendre à toute la verge et notamment au prépuce,
en donnant lieu à un phimosis qui empêchait de découvrir le
gland et de suivre l'évolution des chancres. Une ou deux fois,
j'ai pu craindre la suppuration de l'un de ces noyaux, mais dès
le lendemain tout rentrait dans l'ordre. En général, après avoir
persisté quelques jours, ils diminuaient graduellement et se
résorbaient.

Mais ces inconvénients locaux des injections d'*Hectine* ont
été bien vite compensés par des effets thérapeutiques remarqua-
bles. De jour en jour, les ulcérations se cicatrisaient à vue d'œil,
l'induration de leur base disparaissait et le ganglion inguinal
diminuait de volume. Avant même que l'apparition du phimosis
rendît impossible l'examen des chancres, c'est-à-dire vers le
quatrième jour, leur guérison pouvait être considérée comme
complète. Jamais, depuis ma première année d'internat (1879)
passée tout entière à l'hôpital du Midi, et bien que j'aie eu
l'occasion de suivre un très grand nombre de syphilitiques, dès
le début de leur maladie, je n'avais assisté à une transforma-
tion si rapide et si étonnante du chancre infectant. Il est rare
que sa cicatrisation soit obtenue en moins de trois semaines et
son induration persiste ensuite le plus souvent plusieurs mois
encore.

Ces premiers résultats étaient évidemment de très favorable
augure; ils ont eu sur le moral très déprimé du malade la plus
heureuse influence, ont relevé son courage et l'ont aidé à sup-
porter patiemment les ennuis occasionnés par les injections.
Ils n'avaient cependant qu'une importance relative. Le point
capital était de savoir si la cure abortive serait vraiment cou-
ronnée de succès, si le malade serait entièrement préservé de
la syphilis. Peut-être la réaction de Wassermann aurait-elle été
de nature à nous fixer à cet égard bien avant que l'épreuve du
temps permît à l'observation cl'nique de se prononcer en connaissance de cause. Mais, comme cette réaction positive ou négative, ne donne pas toujours une certitude absolue et que le
malade manifestait peu d'empressement à confier de nouveau
sa mésaventure à d'autres médecins, j'ai pris le parti de m'abs-
tenir et d'attendre. Or, voici maintenant sept mois que la cure
est terminée, que toute médication a été suspendue et aucune
éruption cutanée, aucune érosion buccale, aucun mal de gorge,
aucune manifestation suspecte, en un mot, ne s'est encore pro-
duite. Si ce n'est pas un délai suffisant pour donner dès à présent le droit d'affirmer sans réserve que la guérison est radicale, définitive, incontestable, il faut cependant convenir que ce
n'est pas ainsi que les choses se passent, dans l'immense majorité des cas, lorsque les malades, même après une série soi-
disant abortive d'injections de calomel faites dès le début de
leur syphilis, renoncent ensuite à tout traitement; bien avant
ce terme de sept mois, le plus souvent dès la cinq ou sixième
semaine, ils présentent des accidents secondaires assez nombreux et assez caractéristiques pour ne laisser aucune incertitude.

Observation de M. le Dr Guiard.

*Chancre infectant du prépuce au 6e jour. Traitement abortif,
d'après la méthode du Dr Hallopeau, du 19 juin au 26 juillet
1910. Deux mois et demi plus tard, nouveau chancre infectant typique, avec adénopathie inguinale et sans aucun accident secondaire; c'est le signe d'une seconde infection récente
et la preuve certaine de l'extinction totale de la première.
Second traitement abortif. Au bout de trois mois, aucun accident secondaire.*

M. Du... me consulte le 21 juin 1910 pour un chancre infectant du prépuce datant de six jours. C'est une érosion à bords
taillés en godet, à surface unie, rouge chair de jambon, ver-
nissée, à base indurée typique et déjà elle s'accompagne d'une
double adénopathie inguinale.

Ainsi que je l'avais fait dans le cas précédent, je renseigne le malade sur les avantages et les inconvénients de chacune des deux méthodes que j'ai à lui proposer. Marié, il se trouve dans une situation des plus critiques; moins que tout autre il a le droit d'hésiter; il faut absolument qu'il choisisse les moyens les plus expéditifs. Je le conduis en consultation chez le Dr Hallopeau qui exprime des opinions identiques aux miennes et sur le diagnostic et sur le traitement; il affirme seulement avec beaucoup plus d'assurance la certitude qu'il a d'obtenir en un mois la guérison radicale de la maladie par la cure dite abortive.

Cette cure, en tout semblable à celle de l'observation précédente, a donc été commencée le jour même, 21 juin, et continuée régulièrement, avec une interruption de quelques jours à l'occasion du 14 juillet, jusqu'au 26. Les injections de benzoate, en raison d'une menace de gingivite, ont été réduites à dix-huit au lieu de vingt. Celles d'*Hectine*, tant au point de vue de la durée immédiate et consécutive que des noyaux indurés et de l'œdème périphérique, ont produit à peu près la même réaction locale, peut-être seulement un peu moins prononcée. Enfin, les effets thérapeutiques immédiats, sur le chancre et l'adénopathie inguinale, ont été, cette fois encore, d'une rapidité surprenante. Dès le quatrième jour, l'ulcération était guérie et les ganglions avaient repris leur volume normal.

Le 14 octobre, le malade revient me voir. Depuis quelques jours, il a vu reparaître, sur le côté droit du prépuce, à un centimètre et demi environ de l'ancien chancre, un nouveau bouton ulcéré qui l'inquiète. A première vue, je reconnais, à n'en pas douter, une lésion syphilitique. Cette constatation, deux mois et demi après le traitement abortif, me cause tout d'abord une impression des plus défavorables. Je ne puis me défendre d'un sentiment très pénible de déception et de découragement. Puisque, malgré ce traitement, le malade, à coup sûr, est en puissance de syphilis, je suis bien obligé, bon gré, mal gré, de m'incliner devant l'évidence et de reconnaître que la tentative d'abortion n'a pas réussi. La méthode est donc loin d'être aussi infaillible que le prétend le Dr Hallopeau.

Cependant, j'invite le malade à se dévêtir afin de pouvoir procéder à un examen complet et méthodique, m'attendant à trouver, sur le tronc et les membres, des manifestations cutanées multiples et caractéristiques. Je ne découvre aucune éruption suspecte, tache ou papule. Je passe à l'inspection de la bouche et du pharynx et je ne constate non plus ni plaques muqueuses, ni altérations quelconques des amygdales, à peine un peu de rougeur et d'irritation au voisinage de racines dentaires en mauvais état. Revenant alors à la plaie préputiale, dont j'avais diagnostiqué la nature syphilitique d'après un simple aspect très sommaire et à distance, je l'étudie très attentivement et je reconnais qu'elle consiste en une érosion superficielle, à bords taillés non pas à pic mais en godet, à surface lisse, régulière, de couleur rouge foncé chair de jambon, sécrétant non du pus mais une sérosité limpide et enfin reposant sur une base franchement indurée tout à fait semblable à celle du chancre infectant. Dans l'aine droite, je sens un ganglion augmenté de volume, peu sensible, roulant sous le doigt. Donc, il s'agit en réalité, non pas d'un accident secondaire, plaque muqueuse ou syphilide quelconque, ainsi que cela s'observe après l'excision chancreuse, lorsqu'elle n'empêche pas la maladie de suivre son cours, mais d'un nouveau chancre infectant avec tous ses signes distinctifs. Or, s'il est possible que les chancres syphilitiques

soient multiples (j'en ai compté jusqu'à dix-huit sur le même
sujet) et si même on les voit quelquefois se développer succes-
sivement l'un après l'autre, ce n'est jamais à quatre mois de
distance, mais dans un délai beaucoup plus court, quinze ou
vingt jours au maximum. Par conséquent, celui qui vient de faire
son apparition en octobre n'est certainement pas un effet de la
maladie reconnue et traitée en juin; il ne peut résulter que d'une
autre infection plus récente, et le malade, en effet, avoue de nouveaux rapports extra-conjugaux plus ou moins suspects, dans les
derniers jours d'août et les premiers de septembre.

Dans ces conditions, à la décevante hypothèse d'un échec
de la tentative précédente d'abortion dont la lésion actuelle, si
c'était une plaque muqueuse, serait la démonstration péremp-
toire, il faut en opposer une autre bien différente, la seule qui
soit cliniquement acceptable, celle d'une réinfection dont cette
lésion, puisqu'il s'agit d'un chancre, est le premier symptôme
et l'indice le plus significatif.

On sait toutefois combien sont rares les réinfections syphilitiques; et les quelques exemples que l'on en signale de temps
en temps ne laissent pas que d'être passibles d'objections d'une
certaine valeur. Cela tient à ce que, dans l'immense majorité
des cas, la première infection, alors même qu'elle ne se traduit
plus, depuis de longues années, par aucune manifestation, ne
s'efface jamais entièrement. J'ai observé un cas de carie de
l'os malaire, guérie en trois semaines par l'iodure de potassium
sur un vieillard qui depuis 61 ans n'avait plus eu le moindre
accident. C'est à cette persistance latente indéfinie de l'infection
que se rattache l'immunité dont jouissent ordinairement les
anciens syphilitiques. Ils ne la perdent et ne redeviennent susceptibles d'être réinfectés que le jour où, pour un motif ou pour
un autre, ils sont totalement débarrassés du virus même latent
qui les imprégnait. Aussi le fait que mon malade a pu avoir,
en octobre, un nouveau chancre m'apparaît-il comme le témoi-
gnage le plus éclatant et le plus irrécusable de l'extinction complète et absolue de la syphilis qu'il avait contractée en juin, ou,
en d'autres termes, de la parfaite efficacité du traitement abortif.

Mais la question valait la peine, on le conçoit, d'être sérieusement étudiée et résolue. Si mon diagnostic était juste, s'il était
confirmé par d'autres médecins d'une compétence indiscutable,
cette observation qui, par un singulier hasard, réalisait en quelque sorte sur l'homme l'épreuve expérimentale de la méthode
du Dr Hallopeau et en faisait admirablement ressortir la puissance curative, devenait extrêmement intéressante et représentait un document d'une exceptionnelle valeur. J'adressai donc
immédiatement le malade au Dr Hallopeau, sans toutefois le
mettre au courant de mon opinion. Il n'en porta pas moins un
jugement tout à fait conforme à celui que j'avais formulé et,
après avoir fait constater par le Dr Fouquet la présence du
tréponème dans les produits de raclage de l'ulcération, déclara
qu'il n'y avait pas le moindre doute, qu'il s'agissait incontesta-
blement d'un nouveau chancre infectant, preuve irrécusable
d'une seconde infection que seul avait rendu possible le plein
succès de la première tentative d'abortion. Le cas lui paraissait
très curieux et très important. Il conseillait d'essayer une seconde fois le traitement abortif, mais en réduisant à partir du
sixième jour la dose quotidienne d'*Hectine* à 0 gr. 10 au lieu de
0 gr. 20, en remplaçant les injections de benzoate de mercure
par des pilules de sublimé, 0 gr. 04 par jour et en supprimant
l'iodure de potassium.

Ce programme a été ponctuellement suivi, sauf en ce qui

concerne les pilules de sublimé qu'une fluxion dentaire m'obligea
momentanément à suspendre vers le dixième jour; la fluxion
passée, comme le malade continuait de souffrir de ses mauvaises
dents, je crus devoir en ajourner la reprise et, à force de différer
du jour au lendemain, nous arrivâmes au trentième jour sans
avoir recommencé.

L'*Hectine*, bien que la dose, à partir du sixième jour, ait été
réduite de moitié, a provoqué, au point de vue des nodosités et
de l'œdème ainsi que des douleurs consécutives, une réaction
locale aussi vive et même plus forte que la première fois. Certains jours, lorsque l'injection était très superficielle, immédiatement sous le derme, elle était presque indolore, mais d'autres
fois elle était extrêmement pénible, même lorsque j'avais pris
la même précaution ou que j'avais eu bien soin d'enfoncer l'aiguille au même point que la veille afin de profiter de l'anesthésie régionale qui aurait pu résulter de la précédente séance. Une
fois, après une nuit tout entière d'insomnie, j'ai eu l'idée de
pratiquer l'injection dans l'aine droite où se percevait l'adénopathie du début, espérant qu'elle n'y serait guère plus désagréable que dans le tissu cellulaire des régions fessières et
qu'elle y perdrait cependant peu de son efficacité curative,
puisque le médicament déposé dans l'aine ou la verge passerait
à peu près par les mêmes voies pour se résorber et aboutirait
aux mêmes ganglions lymphatiques. Mes prévisions ont été sin-
gulièrement déçues; c'est peut-être la séance dont le malade a
conservé le plus mauvais souvenir.

D'un autre côté, l'action thérapeutique sur le chancre et le
ganglion inguinal a été aussi rapide et aussi satisfaisante qu'au
mois de juin. A partir du quatrième jour, il ne restait plus trace
de ces lésions.

Quant au résultat définitif, le seul qui nous importe au fond,
à savoir l'abortion vraie de la maladie, comme le traitement n'a
pris fin que le 14 novembre, il est impossible, on le conçoit, bien
que trois mois déjà se soient écoulés depuis cette époque sans
qu'il soit survenu le moindre accident secondaire, d'affirmer
dès aujourd'hui qu'il ne laissera rien à désirer. Nous ne serons
guère en mesure de nous prononcer en connaissance de cause
avant mars ou avril 1911. Mais, si le malade, après avoir deux
fois en quatre mois, contracté la syphilis, reste indemne de
tout accident, si par deux fois, grâce à la cure abortive, il
échappe à l'infection, il faudra bien, je pense, convenir que son
observation présente quelque intérêt et fournit des documents
de quelque valeur, propres à convaincre les plus sceptiques et
à mettre en pleine lumière la puissante efficacité de la méthode
du Dr Hallopeau.

Observation de M. le Dr Guiard.

*Deux chancres infectants du prépuce et du sillon balano-prépu-
tial datant de 15 jours. Traitement abortif par la méthode
du Dr Hallopeau du 3 octobre au 3 novembre 1910. Au bout
de trois mois, aucun accident secondaire.*

Le 3 octobre 1910, M. G..., 24 ans, s'adresse à moi pour une
urétrite chronique dont il se soigne depuis deux ans sans obtenir
aucun résultat. Accessoirement, il me signale une poussée
d'herpès génital qui remonte à une quinzaine de jours et s'accompagne d'une sensibilité croissante des régions inguinales.
A l'examen direct, je constate l'existence de deux érosions distinctes, siégeant l'une dans le fond de la rainure, l'autre sur

la muqueuse préputiale, à un centimètre et demi environ de la première. Elles offrent les caractères les plus typiques des chancres infectants et reposent sur une base indurée pathognomonique. Dans les aines, des deux côtés, je sens une pléiade ganglionnaire d'une netteté parfaite, ajoutant un élément de plus à tous ceux qui déjà permettaient d'affirmer la nature syphilitique des ulcérations. Quelques ganglions sont même notablement plus volumineux qu'à l'ordinaire.

Comme pour les sujets des observations précédentes, je déclare au malade quel est mon diagnostic et je le renseigne sur les divers traitements qui, à l'heure actuelle, s'offrent à son choix, ainsi que sur la portée probable de leur action. Il se décide sans hésiter pour la tentative d'abortion, bien que, loin d'en présenter le succès comme infaillible, je n'indique sa possibilité que sous les plus expresses réserves. Avant de commencer toutefois, j'exige la confirmation du diagnostic et l'approbation du traitement par le Dr Hallopeau qui les donne sans restriction d'aucune sorte, après avoir fait pratiquer par le Dr Fouquet la recherche des tréponèmes, recherche positive mais sur l'une des deux plaies seulement.

En conséquence, le traitement abortif est adopté. Du 3 octobre au 3 novembre, je fais trente injections d'*Hecline* de 0 gr. 20 (deux interruptions le 16 et le 30 octobre) et vingt-cinq injections de benzoate de mercure de 0 gr. 02. En même temps, le malade prend 2 grammes par jour d'iodure de potassium et fait matin et soir, sur les chancres, jusqu'à leur cicatrisation, une onction avec de la pommade à l'arsacétine à 1 p. 10. Les injections sous-cutanées de benzoate, dans les régions fessières, ont été fort bien supportées et n'ont causé ni la moindre gêne, ni la formation de nodosités perceptibles.

Quant à celles d'*Hectine*, leur réaction locale, au point de vue de la douleur consécutive m'a paru également, dans ce cas, beaucoup moins vive que dans les trois précédents. C'est à peine si, deux ou trois fois, elle a donné lieu, entre la troisième et la huitième heure, à des souffrances, d'ailleurs très modérées, qui aient paru dignes d'être mentionnées. Mais, par contre, les indurations du tissu cellulaire et l'œdème ont pris des proportions beaucoup plus fortes. Au bout de quelques jours, la verge tout entière était le siège d'une tuméfaction énorme et le phimosis devenait irréductible. Vers la fin de la cure cependant, ces divers phénomènes tendaient manifestement à diminuer.

Les effets thérapeutiques sur les chancres et sur l'adénopathie inguinale ont encore été aussi rapides que satisfaisants. Je dois dire pourtant qu'à partir du quatrième jour le phimosis ne permit plus de découvrir le gland et de suivre la marche des ulcérations, mais, alors déjà, elles étaient presque complètement guéries et, d'autre part, le sixième jour, les ganglions inguinaux avaient repris leur volume normal.

Enfin, pour ce qui est de l'abortion réelle de la syphilis, but essentiel de la tentative entreprise sur ce malade, il est impossible en ce moment d'affirmer, avec preuves cliniques à l'appui, si elle est ou non consommée. L'épreuve du temps, pour ce cas, de même que pour la seconde cure de l'observation précédente, a besoin d'être prolongée encore deux ou trois mois au moins, avant d'être définitive et concluante.

Cependant, voici maintenant trois mois que le traitement est terminé et l'absence, à l'heure actuelle, de toute manifestation secondaire autorise sérieusement à espérer que le résultat définitif ne sera pas moins satisfaisant que sur le malade de l'avant-dernière observation.

22 janvier 1911. — Au moment où s'imprime le mémoire précédent, j'ai l'occasion d'enregistrer un nouveau fait remarquablement démonstratif au sujet de l'action thérapeutique locale de l'*Hectine* contre certains accidents syphilitiques tertiaires et je crois intéressant de le signaler.

M. S..., âgé d'une quarantaine d'années, a contracté la syphilis en mai 1899. Pendant les trois premières années, je l'ai soigné par les pilules de sublimé dont j'ai indiqué la formule dans la première observation (cures successives de 200 pilules de 0 gr. 01, 4 pilules par jour, suivies de périodes repos de deux à trois semaines). Au cours de la seconde année, après une suspension d'un mois et demi, plusieurs ulcérations se sont formées sur l'un des membres inférieurs, ont persisté plusieurs semaines, malgré l'application de pommades variées, et n'ont guéri que par la reprise des pilules et des pansements avec l'emplâtre de Vigo hydrargyrisé. Depuis lors, aucun nouvel accident spécifique ne s'est reproduit.

Dans les premiers jours de novembre 1910, le malade voit apparaître, sur la muqueuse du prépuce, une ulcération, à fond déchiqueté, à base épaissie mais non indurée, à contours anguleux et taillés à pic, qui suppure assez abondamment et tend chaque jour à s'agrandir. Après avoir essayé sans succès des pansements de toute sorte, il revient me consulter le 9 décembre. A ce moment, la plaie s'étend depuis l'orifice préputial jusqu'à la rainure et empiète même un peu sur le gland; elle est de forme irrégulière et mesure 4 à 5 centimètres de diamètre dans tous le sens. Je n'hésite pas à porter le diagnostic d'ulcération syphilitique tertiaire et conseille, comme traitement général, une série de six injections intra-musculaires d'huile grise, à une semaine d'intervalle, et, comme traitement local, des injections d'*Hectine* de 0 gr. 20 sous la lésion elle-même. Mais, le malade, obligé de partir en voyage pour ses affaires, me demande, en attendant son retour, d'essayer encore un traitement interne. Je l'engage donc à reprendre ses pilules de sublimé, en y ajoutant 3 à 4 grammes par jour d'iodure de potassium et un pansement matin et soir avec de la pommade au calomel.

Il reparaît le 15 janvier 1911. Malgré ce traitement, la plaie, loin de s'améliorer, s'est encore élargie. Cette fois, il accepte, séance tenante, une injection d'huile grise à 40 0/0, 0 gr. 10 dans la fesse droite et, en outre, une injection d'*Hectine* de 0 gr. 20 au-dessous de l'ulcération.

Je le revois ce matin, 22 janvier. Il me déclare que, le soir même de l'injection d'*Hectine*, il a constaté une amélioration sensible qui s'est accentuée à vue d'œil les jours suivants, si bien qu'il peut se considérer comme à peu près guéri. A l'examen direct, je suis, en effet, très surpris des produits de la cicatrisation; la plaie, devenue lisse et presque sèche, ne mesure plus que 7 à 8 millimètres de largeur. L'injection n'a, d'ailleurs, provoqué de douleurs d'aucune sorte, soit immédiate, soit consécutive, mais seulement un léger gonflement qui n'a pas tardé à disparaître.

Ainsi, voilà une ulcération tertiaire qui, depuis deux mois et demi, va sans cesse en augmentant, malgré des pansements variés et malgré un traitement interne mixte mercuriel et ioduré, continué à haute dose pendant six semaines, et qui se cicatrise en trois ou quatre jours sous l'influence d'une seule injection d'*Hectine* et d'une injection intra-fessière d'huile grise. Or, ce résultat aussi merveilleux qu'inattendu, nous ne pouvons évidemment l'attribuer qu'à l'*Hectine* et non pas au mercure. Nous savons, en effet, qu'il faut, en général, une quinzaine de jours à partir de la première injection d'huile grise, pour que l'on commence à observer une modification appréciable des accidents, quels qu'ils soient, récents ou tardifs, qui sont de nature syphilitique. Cette observation montre donc que l'*Hectine*, comme agent de thérapeutique locale, nous offre, contre les manifestations tertiaires de la syphilis, une ressource extrêmement précieuse que l'on aurait grand tort de ne pas mettre à profit.

CONCLUSIONS

La méthode du Dr HALLOPEAU est-elle vraiment abortive? Y a-t-il des faits cliniques établissant qu'un malade *traité à temps* par cette méthode, est définitivement guéri de sa syphilis?

Oui, la réaction de Wassermann déjà répond affirmativement à cette question, mais la deuxième observation du Dr GUIARD est beaucoup plus probante. On voit, en effet, qu'un malade soumis il y a quatre mois au traitement abortif Hallopeau et qui était depuis lors, comme il est de règle, demeuré indemne de toute nouvelle manifestation, a de nouveau contracté un nouveau chancre induré tout à fait typique et M. FOUQUET a trouvé, dans son exsudat, des tréponèmes pâles; il ne peut s'agir d'un chancre *redux*, car il n'occupe pas le siège du premier accident, il n'en est même pas voisin et, d'ailleurs, son apparition est beaucoup trop tardive pour que l'on puisse s'arrêter à cette interprétation; nous sommes donc en présence d'une *réinoculation.*

Ce chancre ne pouvait donc être que le résultat d'une réinfection et ce fait, à lui seul, est la preuve la plus sûre et la plus irrécusable de l'extinction totale de la première infection, condition *sine qua non* de la possibilité d'une réinfection.

La méthode de traitement du Dr HALLOPEAU est pleine de promesses. Depuis plus de deux ans (28 mois pour le plus ancien cas) les malades n'ont présenté aucun accident; ils ont pu vivre la vie de tous sans avoir à redouter la contagion autour d'eux, sans avoir besoin de continuer un traitement souvent dénonciateur. Ils ont donc bénéficié largement de cette méthode. Peut-on, dès maintenant, assurer pour tous les cas, une guérison définitive; le Dr HALLOPEAU et ses imitateurs l'affirment. Il est toutefois un fait évident, c'est que ce traitement évite au malade une série d'accidents qui sont presque constants d'ordinaire, qui sont pénibles pour ceux qui en sont atteints et qui constituent aussi un danger permanent pour l'entourage. Ces avantages sont suffisants pour que la méthode reste et soit employée *le plus souvent possible* toutes les fois que son application est possible.

Tous les médecins français et étrangers qui ont appliqué judicieusement et en temps voulu (dans les vingt premiers jours d'une syphilis à sa période primaire) cette méthode abortive du Dr Hallopeau n'ont eu qu'à enregistrer *des succès dans tous les cas traités* (pas un fait négatif), outre la disparition rapide du chancre, la roséole n'a jamais apparu et la réaction de Wassermann s'est toujours maintenue négative. En présence de ces faits d'une importance capitale, il serait à souhaiter, et cela dans un but prophylactique qui n'échappera à personne, que cette méthode abortive sans danger et d'une application relativement facile se généralise et rentre dans la pratique courante; lorsqu'elle est possible, le médecin doit l'appliquer : le malade, de par le traitement, obtiendra des résultats incalculables tant pour lui-même que pour son entourage et ses descendants.

BIBLIOGRAPHIE

PRINCIPALES PUBLICATIONS RELATIVES A *L'HECTINE*

BALZER et MOUNEYRAT. Traitement de la syphilis par un nouveau dérivé arsenical. *Société médicale des Hôpitaux de Paris,* 4 juin 1909.

BALZER, MOUNEYRAT et MAILLET. Syphilide tuberculeuse très étendue avec éléphantiasis traitée par l'Hectine. *Bulletin de la Société française de Dermatologie et de Syphiligraphie,* janvier 1909, p. 234.

BALZER. Posologie de l'Hectine et de l'Hectargyre dans le traitement de la syphilis. *Presse Médicale,* n° 31, 1910.

BARBIER. Traitement arsenical de la syphilis. *Médecine moderne,* n° 2, 1910.

DIVE. Contribution à l'étude du traitement de la syphilis par l'Hectine et l'Hectargyre. *Thèse de Paris,* 1910-1911.

EHLERS. Moderne antisyphilitisk Arsenikbehandlung Forhistorie. *Sartryk af Ugeskrift for Læger,* n° 48, 1910.

FOUQUET. Traitement abortif de la syphilis. *Journal de Médecine interne,* 1910.

FOUQUET. Action tréponémicide de l'Hectine. *Bulletin de la Société française de Dermatologie et de Syphiligraphie,* n° 4, avril 1910, p. 104.

FILARETOPOULO. Traitement du Tabès par l'Hectine. *Courrier Médical,* février 1911.

FAGE et LE BLAYE. Traitement local du chancre syphilitique. *Progrès Médical,* n° 2, 1911.

GUIARD. L'Hectine dans le traitement de la syphilis. Action curative et action abortive. Effets locaux et effets généraux. *Annales des maladies vénériennes,* n° 2, 1911.

GAUCHER, DRUELLE et JACOB. Syphilis maligne précoce avec intolérance absolue du mercure, traitée avec succès par l'Hectine. *Bulletin de la Société française de Dermatologie et de Syphiligraphie,* n° 7, juillet 1910, p. 177.

HALLOPEAU. Sur un nouveau traitement abortif de la syphilis. *Section Lilloise du Congrès de l'Association française pour l'avancement des sciences,* 2 août 1909 ; *Gazette des Hôpitaux,* 1909, p. 1099.

HALLOPEAU. Traitement abortif local de la syphilis. *Bulletin et mémoires de la Société de Médecine de Paris,* séance du 29 janvier 1910 ; *Revue Clinique,* 1er septembre 1909, p. 201.

Hallopeau. Sur un traitement abortif de la syphilis. *Bulletin de l'Académie de médecine*, séance du 31 mai 1910; *Bulletin de la Société française de Dermatologie et de Syphiligraphie*, 4 novembre 1909, p. 369.

Hallopeau. Note additionnelle à la communication du 31 mai sur un nouveau traitement abortif de la syphilis. *Bulletin de l'Académie de médecine*, 12 juillet 1910.

Hallopeau. Technique des injections locales d'Hectine dans le traitement abortif de la syphilis. *Journal de Médecine interne*, 10 août 1910.

Hallopeau. L'Hectine ou le 606 dans le traitement abortif de la syphilis. *Bulletin de l'Académie de médecine*, 4 octobre 1910.

Hallopeau. Valeur comparée de l'arsenic et du mercure dans le traitement de la syphilis. *Bulletin de l'Académie de médecine*, 15 novembre 1910.

Hallopeau. Données nouvelles sur le traitement abortif de la syphilis par l'Hectine. *Bulletin de l'Académie de médecine*, 17 janvier 1911.

Hallopeau. Le traitement abortif de la syphilis. *Bulletin général de Thérapeutique*, 5 février 1911.

Hallopeau et Fouquet. Traité de la syphilis. J.-B. Baillière, éditeur, Paris, 1910.

Joltrain. Injections intraveineuses d'Hectine. *Presse Médicale*, 1910.

Martinet. La médication arsenicale. *Presse Médicale*, 9 juillet 1910, p. 531.

Milian. Gomme syphilitique ulcérée à la base du cou. Penostoses syphilitiques des tibias. Syphilis gommeuse du foie. Traitement par l'Hectine. Guérison. *Société médicale des Hôpitaux de Paris* et *Progrès Médical*, janvier 1910.

Milian. De la médication arsenicale dans le traitement de la syphilis. *Journal médical français*, 1910.

A. Mouneyrat. Arsenic et syphilis. *Journal de Médecine interne*, n°ˢ 26 et 28, 20 septembre et 10 octobre 1910.

Rehm. Etude thérapeutique de l'Hectine Rœhm. *Thèse de Paris*, 1910-1911.

Roques. Action des Composés arsenicaux récents dans la thérapeutique du Paludisme. *Thèse de Toulouse*, 1911.

Schoull. L'Hectine et l'Hectargyre dans le traitement de la syphilis. *Courrier Médical*, 1911.

Serin. L'Hectine dans la syphilis. *Revue Médicale*, 1911.

MODERNE IMPRIMERIE, 9, RUE ABEL-HOVELACQUE, PARIS.

49